AF299480

LETTRE

A M. LE DOCTEUR AMÉDÉE LATOUR

PAR

LE DOCTEUR LEBOUCHER.

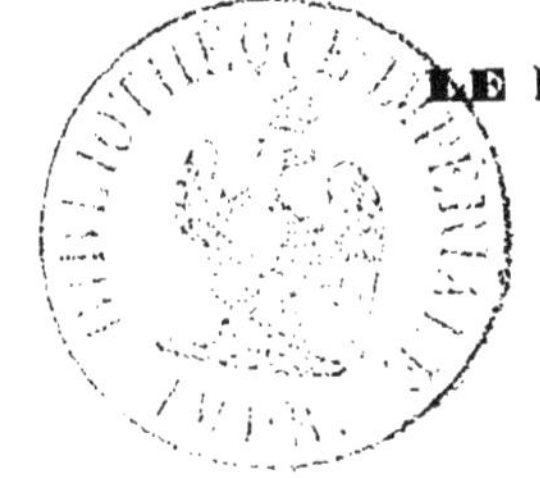

Desine... novitate exterritus ipsa,
Expuere ex animo rationem ; sed magis acri
Judicio perpende.
            Lucrèce, *de rer. Nat.*, lib. II.

Monsieur et très-honoré confrère,

Je ne lis pas habituellement votre journal ; c'est un péché chronique dont je m'accuse en toute humilité. C'est donc par hasard, je dis mieux, par bonheur que j'en ai sous les yeux aujourd'hui même un exemplaire. A vrai dire, je regrette que le temps me manque pour vous lire habituellement, car je serais un de vos abonnés. Votre manière de traiter les choses légères et surtout les choses sérieuses me plaît infiniment. Je serais mille fois au regret de blesser votre modestie, mais il est trop dans mes habitudes de rendre hommage à la vérité pour que je puisse vous dissimuler tout le plaisir que j'ai de pouvoir profiter de cette circonstance pour entrer en relations avec vous, mon très-honoré confrère. Entre vous et moi, d'ailleurs, il n'y a vraiment que la distance du mérite que je suis très-heureux de vous reconnaître ; mais les titres sont égaux et, n'était un seul mot, nous pourrions nous embrasser cordialement. Oui, mais que de choses sous ce mot ! Vous êtes allopathe, je suis homœopathe !

Heureusement nous sommes dans un siècle ou les vallées se comblent et les montagnes s'abaissent. Soyez donc sûr que bientôt ce qui nous sépare encore nous réunira ; j'en atteste votre bonne foi. Naguère quelques mal appris disaient dans leur langage de carrefour : «Ces galopins d'homœopathes sont-ils heureux de la crédulité de quelques bonnes âmes pour entretenir de semelles leurs pauvres souliers. Ce ne sont que de misérables charlatans que l'autorité ferait bien de traquer,

malgré leur diplôme. » D'autres répondaient à ce langage peu
académique : « Laissez donc faire ; arriveriez-vous par hasard de la lune pour vous émouvoir ainsi d'un mot ? Faut-il
donc pour quelque fou qui va criant : homœopathie ! vous ré-
volutionner à ce point ? N'est-ce pas comme le bruit mourant
d'un dernier écho qui peut encore à peine faire vibrer quelques cordes sonores ? Rêves creux d'une imagination en dé-
lire ; conception bizarre d'un cerveau mal organisé, prétendue doctrine sans surface, ni profondeur ; elle a duré ce que
dure un rêve, vécu le temps d'une illusion, résisté comme un
fantôme. Est-ce qu'elle n'a pas été tuée à l'Hôtel-Dieu par
M. Andral, enterrée à l'Académie dans les cartons de la commission des remèdes secrets par M. Londe ; n'a-t-elle pas eu
son oraison funèbre dans tous les journaux plus ou moins de
science médicale ? »

Et la réponse de ceux-ci était exacte et sincère. Vous le savez bien, vous surtout, mon très-honoré confrère, vous dont
le talent infatigable et la verve féconde ont contribué si puis-
samment à soutenir l'existence de plusieurs de ces honorables
feuilles. Aussi ne suis-je pas étonné de vous voir aujourd'hui
les plaisanter très-spirituellement en jetant au milieu du camp
allopathique ce cri d'alarme : « Mes chers confrères, l'homœopathie gagne du terrain. Le flot monte, monte à vue d'œil.
La voilà, dit-on, avec la jeune et belle impératrice, entrée
dans le palais de César. De temps en temps nos sociétés médicales voient s'éloigner de leur giron des membres jusque-là
restés fidèles. Le mois dernier encore, une de ces sociétés a
été affligée par une lettre de démission, basée sur une déser-
tion vers l'homœopathie, et adressée par un confrère qui
avait donné des gages à la science sérieuse. Où allons-nous,
où allons-nous ? . . . .
. . . . . Cette Société (Société médicale du premier arron-
dissement) est précisément celle d'où est partie avec courage
l'initiative de la réaction contre de trop fréquentes faiblesses
à l'égard de l'homœopathie. » (Amédée Latour. *Union médicale*, du samedi 5 février 1855.)

Et moi aussi j'ai vingt fois jeté le cri d'alarme, et dans
maint article j'ai averti le corps médical officiel du coup qu'il
déplore à cette heure. En vain lui ai-je répété : ne **vous** en-

dormez pas sur la foi du zéphyr, il y a un grain qui s'élève à l'horizon. Ailleurs : ne vous enivrez pas des délices de Capoue, votre rivale veille, et ne perd pas une heure pour être prête à vous surprendre. Ailleurs encore je vous disais : pendant que vous vous amusez à jouer au soldat, prenant l'homœopathie pour ennemi, vous vous donnez l'enfantin plaisir de la tuer sans péril, de l'enterrer sournoisement, de lui faire de ridicules oraisons funèbres où votre vanité triomphe sans gloire. Mais pendant que votre faconde s'amuse beaucoup à faire des pièces spirituelles pour le théâtre des jeunes élèves, votre modeste rivale creuse incessamment sa mine sous votre temple, et, un beau jour de festin, quand vous croirez mener tous vos crédules auditeurs au triomphe, les colonnes s'écrouleront et le temple vous aura couvert de ses ruines. Il n'y a que quelques jours, je vous disais encore : L'homœopathie marche et grandit à chaque heure. . . . .

. . . . . . C'est ainsi que s'en va la vieille foi médicale jusqu'à ce que, de chute en chute, elle n'ait plus qu'à prêter ses ruines pour construire l'édifice de la science nouvelle.

Ainsi, vous le voyez, mon cher confrère, j'ai plusieurs fois raison de vous adresser cette lettre, puisque, sans nous être concertés, nous travaillons dans le même sens, sinon dans le même but. Nous voulons prévenir la ruine de ce qui est, vous pour le conserver tel quel; moi pour le rajeunir et le faire plus sûrement durer en transformant ses matériaux, c'est-à-dire en lui transfusant une vie nouvelle par la puissance d'un principe nouveau. J'espère donc que vous me serez indulgent, en faveur de l'intention du moins, qui n'a été que celle de vous donner un premier témoignage de bonne confraternité.

Vous ne pouvez donc pas trouver mauvais que nous examinions ensemble loyalement, une bonne fois, ce qu'il y a sous ce mot homœopathie, avec lequel les coryphées de l'école semblent jouer à la balle depuis tantôt soixante ans. C'est vous que j'ai choisi pour cette tâche, sûr de votre bonne foi qui m'est suffisamment garantie par l'excellence de votre réserve, la parfaite convenance de vos expressions, la juste mesure de vos appréciations et la sincérité de vos jugements, toutes les fois que vous avez cru devoir entretenir vos lecteurs du sujet qui nous occupe.

Si nous reprenions un à un tous les dires, toutes les affir-
mations et tous les prétendus jugemenfs des grands hommes
et des grands corps de l'allopathie, croyez-vous, mon très-
cher confrère, que nous serions bien exagérés si nous leur
disions ceci, par exemple : Quoi! messieurs, vous prétendez
être des juges! Non; vous n'êtes pas même des critiques;
vous n'êtes que les bouffons de l'homœopathie; vous ne l'a-
vez critiquée que par des jongleries. Où donc, s'il vous plaît,
avez-vous fait une seule critique sérieuse, raisonnée, sincère,
de cette nouvelle doctrine médicale? Où donc avez-vous com-
battu loyalement une idée preposée au monde par un homme
de génie, acceptée par des médecins qui s'appellent Broussais,
Risueno d'Amador, Peschier, Héring, et tant d'autres qui
échappent au courant de ma plume.

Que peut-on penser de vos prétendus jugements quand
vous affirmez que l'homœopathie est morte, qu'on n'en parle
plus, que l'expérience et le public en ont fait justice, etc., etc.?
Que peut-on penser de vos sentences quand les meilleurs
d'entre vous affirment : les uns, que nous sommes des em-
poisonneurs, que nos médicaments tuent lentement, mais
tuent certainement; les autres, que nous sommes des expec-
tants, que nous ne guérissons qu'avec le temps et le régime,
que nos globules ne sont que de la graine de niais, qu'ils sont
bons tout au plus pour abuser le malade et lui donner la patience nécessaire pour profiter des bienfaits du temps... Juges
dans votre propre cause, juges sans conscience, à défaut de
l'impartialité que vous ne connaissez pas, sachez du moins
vous mettre d'accord, afin que le public, sur lequel vous
comptez encore après l'avoir tant abusé, ne puisse pas vous
soupçonner de fraude ou d'ignorance! Mais, non; la vérité vous
échappe, l'autorité vous échappe, le malade vous échappe, et,
dans votre désarroi, voilà que votre tête se perd, et vous dé-
raisonnez!

En bonne justice, n'est-il pas vrai, mon honorable confrère, que vous ne pourriez renier aucun des reproches que
j'adresse au corps allopathique, quoique vos convictions ne
soient pas encore acquises à la cause que j'essaye de défendre. Mais, à défaut de conviction, vous avez de la justice, et
vous déplorez intérieurement, comme moi, les préjugés, la

malveillance, le mensonge et l'ignorance s'érigeant en juges. Votre bonne foi a dû certainement plus d'une fois se révolter en lisant telle diatribe lancée pour la surprendre. Je gémis avec vous de toutes ces pauvretés, mais nous gémissons surtout ensemble de voir la science compromise devant le public par les plus mauvaises petites passions de ceux-là même qui, commis à la garde de son sanctuaire, devraient en être plus exempts que personne.

Et maintenant, mon cher confrère, qu'y a-t-il donc tant entre notre adversaire l'allopathie et nous homœopathistes? Entre notre adversaire qui n'a pas le courage de nous faire loyalement la guerre si nous la méritons, et nous qui avons jusqu'ici souffert patiemment ses sournoises insinuations, ses prétendus bons mots qui n'ont fait rire qu'elle, son arrogante insolence ou son impertinent dédain? Ce qu'il y a, je vais essayer de vous le dire.

Il y a d'abord les colères d'une école organicienne qui sent approcher sa ruine d'autant plus certaine, qu'un esprit nouveau se fait jour de plus en plus dans son propre sein. Elle avait abandonné le principe de vie, qui mène un jour ou l'autre à la vérité, pour suivre une route où les faits devaient se rencontrer en foule, mais sans lien, sans suite et sans loi. L'école de Montpellier, l'ancienne rivale, si souvent dédaignée, de l'école de Paris, aura donc raison sur celle-ci. L'homœopathie aussi est vitaliste; comment dès lors ne lui ferait-on pas la guerre, n'eût-on que cela à lui reprocher? Mais elle est bien plus coupable encore pour avoir porté la lumière au plus profond même de l'abîme de ténèbres dans lequel vit l'allopathie depuis plus de trois mille ans. Elle a proclamé, mis en évidence et prouvé d'une manière irréfutable qu'elle apportait pour contingent à la science médicale la loi thérapeutique, si souvent et si vainement invoquée par les meilleures têtes de l'ancienne école.

Que deviendra dès lors tout ce fatras de vieux grimoires décorés des vains titres de traités de matière médicale, de thérapeutique, de Codex, etc.? Elle ira, cette masse indigeste, où vont tant d'autres papiers plus célèbres porter le nom et la gloire de leurs auteurs : « *Sic transit gloria mundi!* »

N'est-ce pas aussi votre opinion, mon cher confrère, vous

qui avez vu s'éclipser un si grand nombre de ces critiques
qui ne peuvent que déshonorer la plume d'un écrivain hon-
nête, tant elles sentent l'envie et la mauvaise foi? Car, avant
Hahnemann, vous le savez comme moi, quelle que fût la profondeur apparente qu'on s'était efforcé de donner à la matière
médicale et à la thérapeutique, ce n'était vraiment là qu'un
véritable chaos où la véritable science venait enterrer ses
droits. Que d'efforts perdus, que d'ingénieuses combinaisons
employées à établir ce qu'on appelle les indications thérapeutiques!

Je prends seulement deux faits entre mille que j'ai sous la
main. Si vous lisez quelquefois le *Journal des connaissances
médico-chirurgicales*, rappelez-vous un article publié dans le
n° 24 (15 décembre 1852), et portant pour titre : *Traitement
des vomissements pendant la grossesse*. Après l'avoir lu, vous
avez dû, comme moi, rester stupéfait de la hardiesse du titre
en présence d'un insuccès aussi colossal; vous avez dû,
comme moi, penser que ce n'est pas un ami de l'allopathie,
celui qui ne s'est pas senti monter la rougeur au front pour
elle en publiant un pareil réquisitoire; mais ce morceau suffi-
rait à faire condamner tout le reste. Non, c'est à croire que
la trahison est dans votre camp. Tous les médicaments de la
matière médicale y passent, toutes les formules, toutes les
combinaisons y trouvent leur place. Qu'est-ce à dire, si ce
n'est qu'on n'a rien trouvé de véritablement utile, qu'on n'a
pour se conduire ni fil, ni mesure, ni règle, ni loi? Qui osera
dire le contraire en face d'une pareille rapsodie, devant une
sorte d'armée où il y a autant de morts que de combattants?

Un second fait, puisque j'en ai seulement promis deux. Re-
lisez l'histoire du choléra de 1832 et de 1849; appesantissez-
vous sur les traitements et sur les succès; appliquez même
la méthode numérique, cette *ultima-ratio* des illustres dérou-
tés de votre pauvre école, ce précieux moyen de faire croire
que science il y a, puisque le chiffre y entre, et dites-moi, je
vous prie, en conscience, si votre cœur ne gémira pas en se-
cret de ce que vous y verrez...

Mais, s'il y a si peu d'accord, si peu de logique et si peu
de succès dans cette histoire, que serait-ce donc si on deman-
dait à notre célèbre adversaire de formuler un traitement

préservatif? La demande ne serait assurément pas repoussée, parce qu'un académicien ne doit jamais rester court ; mais on nommerait une commission assez soucieuse de sa propre dignité pour enterrer l'indiscrète; ou bien on vousre commanderait d'être sobre, de vous tenir la tête fraîche, les pieds chauds, et de boire du thé. Absolument pour celle-là comme pour toutes les autres maladies, et exactement ce que font en tout temps les gens soigneux de leur santé. Mais si un curieux demande ce qu'il y a là dedans de capable d'anéantir l'influence du miasme pestilentiel, on lui fera une théorie incroyable, ou bien on tournera le dos à l'importun. Comment s'y prendrait, en effet, cette pauvre allopathie pour formuler ici quelque chose, je ne dirai pas de vraiment scientifique, je ne veux pas lui faire peur, mais seulement quelque chose qui ait un peu le sens commun? L'accouchement serait si laborieux, qu'il n'y a pas de forceps qui pût la délivrer ; l'inconnue serait si extraordinaire pour elle, qu'il n'y aurait pas d'équation dans sa science capable de la résoudre. Elle en serait réduite ici encore à emprunter à l'homœopathie ce qu'elle ne sait pas et ce qu'il lui serait impossible de trouver ailleurs. Elle ne se fait pas faute de ces emprunts sans jamais en avouer la source. C'est ce qui lui sera bientôt démontré, j'espère, par un de mes honorables collègues.

Mais je reviens à mon véritable sujet. J'ai voulu vous tracer succinctement un nouveau chapitre de la justice des savants envers les idées qui ne sont pas les leurs, et les autres savants qui ne croient pas suivant leur dogme. Et pour prouver que je n'ai rien dit de trop, je vais vous citer l'opinion d'un homme que vous ne pourrez pas traiter légèrement. Il dit en parlant des recherches qu'il a dû faire pour se former une opinion sur la controverse entre l'ancienne et la nouvelle école : « ..... Je fouillais dans le passé et jusque dans les premières années des journaux de la médecine officielle où je ne trouvais... hélas! que des sottises!... » Et plus loin : « Dans aucun livre, dans aucun journal, dans aucun pamphlet, dans aucune lettre, je n'ai pu poser le doigt sur une objection, je ne dis pas sérieuse, mais simplement convenable (1). » C'est plus court,

______

(1) *Testament d'un médecin*, par le docteur Espanet, de l'abbaye de la grande Trappe.

mais c'est encore plus explicite que tout ce que j'ai dit.

Enfin, voyant que le ridicule ne prenait pas, notre adversaire s'en est tenu à deux autres moyens : le silence pour les plus avisés ; pour les autres, le moyen conseillé par Basile : calomniez, calomniez, il en restera toujours quelque chose. C'est pour cela qu'on entend encore de çà, de là dans le monde, quelques-uns de ces esprits qui jugent tout sans rien connaître, et qui savent tout sans avoir rien appris, vous disant, d'un air enjoué plein de suffisance : « Vos petites poudres, cela ne fait ni chaud ni froid ; » absolument comme leur esprit ; celui-là, avec un air prétentieusement grave : « Gardez-vous bien de prendre de telles drogues, ce sont des poisons tellement raffinés qu'ils vous font mourir avec le temps. » Heureusement ce dernier mot est élastique !

Tout cela est très-joli, n'est-ce pas, mon cher confrère? C'est dommage pourtant que notre loyale adversaire ait été constamment dupe de deux maladresses. Au lieu de diviser son armée en deux corps sans mot d'ordre, elle aurait dû n'avoir qu'un seul corps et qu'un seul mot. Car, pendant que les uns croient nous tuer par le silence, les autres, en nous calomniant, proclament la plénitude de notre vie. Puis, si nos médicaments sont inertes, ils ne peuvent pas empoisonner. Pourquoi donc cette divergence entre gens qui veulent également notre ruine? Mais ce n'est pas tout; le public qui ne se compose pas que de gens graves ou plaisants, réfléchit et se demande si vous savez bien réellement quelque chose d'un sujet sur lequel vous êtes si peu d'accord. Il se demande si nos prétendus juges ne seraient pas comme des barbares chinois ayant la prétention de juger la civilisation. Et, petit à petit, ces réflexions font passer les rieurs de notre côté; si bien qu'ils me semblent vous dire : *Quod nescias, damnare, summa est temeritas.* Vous voyez donc bien, mon très-honoré confrère, que je puis dire, comme vous, au corps allopathique : « *L'homœopathie gagne du terrain; le flot monte, monte à vue d'œil.* »

Dr LEBOUCHER.

Paris. — Imprimerie de Simon Raçon et Cie, rue d'Erfurth, 1.

DEUXIÈME LETTRE

A M. LE DOCTEUR AMÉDÉE LATOUR

PAR

LE DOCTEUR LEBOUCHER.

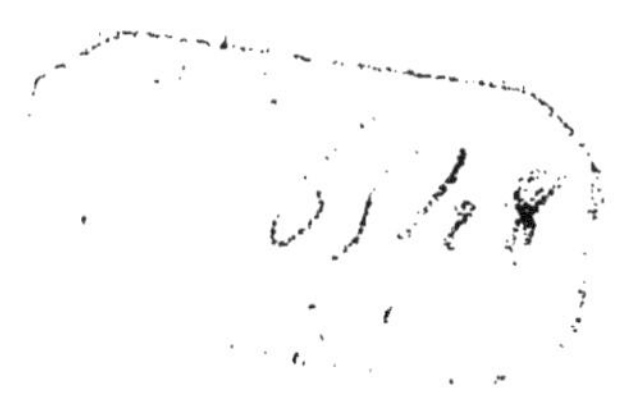

DEUXIÈME LETTRE A M. LE DOCTEUR AMÉDÉE LATOUR.

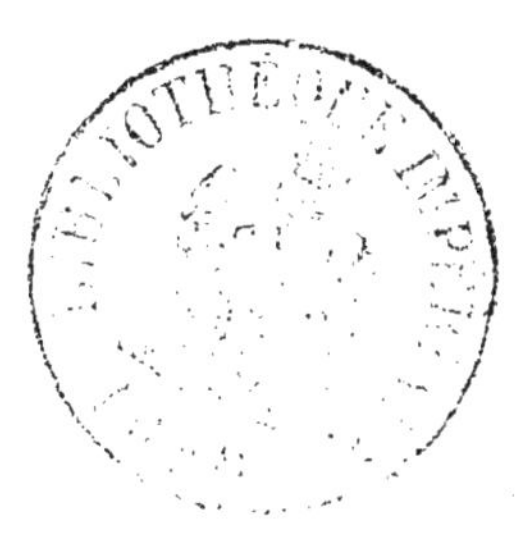

> Que m'importe que le préjugé crie,
> quand j'ai pour moi la raison? Je ne
> songe qu'au vrai et à l'utile.
>
> Voltaire, lettre à d'Alembert.

Monsieur et très honoré confrère,

Je veux, dans cette seconde lettre, vous parler encore d'homœopathie. Je ne puis manquer de vous être agréable, puisque vous avez eu l'extrême obligeance d'annoncer notre prochain congrès; nous vous en tiendrons d'autant meilleur compte, que vous n'y étiez pas invité (1). C'est un excès de bienveillance dont nous vous remercions, comme nous remercierions le *Charivari*. A tout bienfait, bienfait et demi : vous annoncez notre congrès, nous annoncerons votre journal. Vous parlez de l'homœopathie, nous en parlerons avec vous, et nous parlerons aussi de l'allopathie. Vous êtes bienveillant, nous serons justes.

Permettez-moi donc de faire un petit examen rétrospectif, soit à propos des objections peu sérieuses faites à l'homœopathie, soit à propos des entorses que quelques puissants lutteurs ont essayé de lui donner.

Le premier qui osa prononcer et écrire sérieusement le mot *homœopathie* fut un prince de la science, un professeur aimé

(1) *Union médicale* du samedi 14 mai 1853.

de la jeunesse. Comment en parla-t-il dans son cours? *Verba
volant*. Mais voici ce qu'il a écrit : « La doctrine homœopathique, considérée dans l'idée générale sur laquelle elle repose, ne mérite certainement pas le ridicule que les applications thérapeutiques des homœopathes lui ont valu (1). » Donc
l'homœopathie vaut; les homœopathes seuls ne valent pas.
Je passe volontiers condamnation sur ce qui concerne les sol-
dats de la cause; mais je m'empare de la concession faite en
faveur de l'homœopathie, et je demande à MM. les très-
honorables et très-illustres académiciens comment ils s'en-
tendront avec l'éminent professeur? Eux s'occupèrent peu
des homœopathes, mais ils condamnèrent bel et bien l'homœopathie. Comment concilier deux opinions si différentes,
partant de deux points si élevés, sorties de la bouche d'hommes nourris des mêmes principes, imbus des mêmes préjugés, ayant la même autorité, par conséquent également tenus
de conserver la tradition s'ils ont peur d'une révolution dans
la science? C'est affaire à régler entre gens de même ortho-
doxie; passons.

Le professeur Trousseau continue ainsi : « Lorsque Hahnemann émit ce principe de thérapeutique, *Similia similibus curantur*, il prouva son dire en l'appuyant sur des faits emprun-
tés à la pratique des médecins les plus éclairés. De toute évidence, les flegmasies locales guérissent souvent par l'applica-
tion directe des irritants, qui causent une inflammation analo-
gue, inflammation thérapeutique qui se substitue à l'irritation
primitive. »

Tout cela serait au mieux s'il n'y était question de Hahnemann. Mais, que M. Trousseau le sache ou non, qu'il ait in-
tentionnellement ou par mégarde confondu deux points de vue
essentiellement différents, deux idées radicalement distinctes,
je dois lui dire franchement qu'il donne ici une véritable en-
torse à l'homœopathie. Plus l'homme est haut placé, plus sa
parole a d'influence, plus son auditoire est compact, plus

(1) Trousseau et Pidoux, *Traité de thérapeutique et de matière médicale*,
vol. I, p. 599. 4ᵉ édit.

aussi c'est un devoir de l'avertir quand il fait fausse route. La voix qui remplit aujourd'hui ce devoir est si faible, que sans doute le brillant professeur ne l'entendra pas ; mais, patience! il en viendra sans doute une plus sonore et plus éloquente qui arrivera jusqu'à lui.

En 1859, j'avais l'honneur de m'adresser à un autre professeur d'une grande fécondité, habile aussi à médire de l'homœopathie, et je lui disais : « On vous reproche encore, monsieur, d'avoir dit que, du reste, l'homœopathie n'est pas chose nouvelle ; pour exemple, vous avez dit qu'il y a longtemps qu'on s'est imaginé de couvrir des dartres d'un vésicatoire, d'administrer des purgatifs dans des cas de dyssenterie, des vomitifs dans des cas de vomissement (*Vomitus vomitu curatur*). Ce sont ces exemples, inhabilement choisis entre beaucoup d'autres meilleurs, qui ont particulièrement fait dire que vous n'avez pas compris l'homœopathie. En effet, examinons : vous couvrez une dartre d'un vésicatoire ; dans quel but? pour remplacer un mode d'irritation lente par un mode d'irritation plus rapide, et vous croyez avoir fait de l'homœopathie!... Vous avez tout simplement fait de la médecine *substitutive*, pour me servir du mot par lequel il a plu à M. Trousseau de remplacer le mot homœopathie, sans doute pour donner à ses arguments une apparence de valeur qu'ils n'auraient pas sans cette heureuse *substitution*. C'est ainsi que, de nos jours, on attaque les vérités. Tout à côté de ce fait, et comme terme de comparaison, plaçons la définition de l'homœopathie : guérir homœopathiquement, c'est guérir par un médicament qui, administré à un individu à l'état physiologique, produirait une maladie semblable de tout point à celle qu'on veut guérir ; et cette définition ne comprend pas seulement la similitude dans les modifications organiques ou de texture, mais encore toutes les modifications ou lésions de sensation et de fonction (1). Ce que je disais alors à M. le professeur Piorry, je puis le dire aujourd'hui, et dans les mêmes termes, à M. le professeur Trousseau.

(1) *Journal les Écoles*, 3 janvier 1859.

Pour lui, l'homœopathie n'est vraie qu'en tant qu'elle est une substitution, c'est-à-dire le remplacement d'une valeur quelconque, soit x par un autre x ou plus grand ou plus petit, pourvu qu'il ait pour exposant le même terme *irritation*. Car la substitution n'a pas la prétention, comme l'homœopathie, de s'élever à la hauteur d'une doctrine ; elle n'est tout simplement qu'une méthode, et même je dois dire plus justement un quart de méthode, puisque la médication irritante, toujours suivant l'honorable professeur, se divise en quatre sections : médication irritante substitutive, transpositive, spoliative, excitative.

En parlant de Brown et de Broussais, M. Trousseau dit : « Dire que la *vie ne s'entretient que par les stimulants*, c'est émettre une proposition dont la vérité semble évidente au premier abord, mais qui, si l'on y réfléchit un instant, paraîtra improuvable.

« On ne peut certes contester que la vie ne s'entretienne par des modificateurs : c'est là une proposition d'une vérité triviale, mais précisément elle a la trivialité des axiomes, et c'est en cela qu'elle est bonne. Par modificateur et modification, on exprime des faits que l'on ne juge pas ; par stimulants et excitation, on substitue un jugement à des faits, et l'on raisonne mal (1). »

J'en appelle à votre jugement, mon cher confrère, et je vous demande si je ne serais pas parfaitement en droit d'appliquer à M. Trousseau lui-même le jugement qu'il applique si bien à Brown et à Broussais ? Qu'est-ce donc que l'irritation, si l'excitation est fausse ? La première, n'étant qu'un degré au-dessus de la seconde, ne peut pas être dès que celle-ci est « *improuvable*. » Je parie que le savant professeur n'y a pas songé. Je dis plus : la médication irritante, et par conséquent la médication substitutive, n'a aucun fondement si la théorie de l'irritation est fausse ; car les termes mêmes de la proposition du professeur supposent une irritation pathologique qu'on se propose de remplacer par une irritation factice à

(1) *Loc cit.*, p. 400.

l'aide d'un agent qu'on décore du titre plus ou moins vain d'irritant substitutif. Mais voyons un peu ce qu'a de vrai ou de faux la théorie de l'irritation, et si, par hasard, elle ne serait aussi qu'une honteuse entité.

L'irritation, suivant les auteurs, consiste dans l'excitation et l'accroissement de l'action organique d'une partie : c'est un état contre nature qui trouble l'ordre habituel des fonctions d'un organe en outre-passant la limite de l'excitation qui lui est nécessaire

Comme il faut des mots pour désigner les choses et un langage pour faire comprendre ce que la pensée veut exprimer, ce n'est pas une querelle de mots que je veux faire à M. Trousseau et à ceux qui se sont servis du mot irritation avant lui. Ce mot, désignant une modalité particulière de l'organisme, est la représentation d'une idée. A ce point de vue, peut-être en vaut-il un autre. Admettons même que l'irritation soit un fait aussi absolu que certains auteurs ont essayé de le persuader, toujours est-il que cette modification d'une qualité de l'organisme n'est pas tout ce qu'il y a à considérer dans l'état pathologique. L'irritation n'est pas la maladie : c'est un indice sous lequel il y a une révélation; c'est un mode actuel de l'organisme ; c'est le cachet d'une forme, si l'on veut ; mais ce n'est pas tout, et ce n'est pas suffisant pour baser là-dessus une méthode de traitement, une classe de médicaments. Quel est donc le médicament qui pourrait mériter de ne pas être rangé sous ce titre? Il n'y en a pas un, si on veut bien les considérer dans toutes les phases de leur action, soit dans leurs effets primitifs et alternants, soit dans les réactions qu'ils soulèvent.

Mais, me dira-t-on, l'irritation n'est pas la même pour tous les genres d'affection, ni pour tous les âges, ni pour tous les tempéraments. Sans doute, et c'est précisément parce qu'elle est si générale et en même temps si différente par la variété de son cortége, que je conteste à M. Trousseau la légitimité de la médication irritante. En un mot, l'irritation morbide, celle dont s'occupe l'honorable professeur, n'est pas plus un fait à part dans l'immense série des actions pathologiques, que ne l'est dans l'ordre physiologique l'excitation, si l'on veut, mettant en jeu les diverses manifestations de la vie normale. Est-ce que, partout où se rencontre le moindre indice de vie, il n'y a pas excitation, si nous admettons provisoirement ce mot? Est-ce que, partout où il y a signe de maladie, il n'y a pas irritation? Et que l'on ne vienne pas ici épiloguer sur les mots pour tâcher d'échapper aux conséquences par une vaine logomachie. Oui, je dis que, partout où il y a signe de maladie, il y a irritation.

Dites-moi, si vous voulez, que, l'irritation n'étant que de l'excitation en plus, elle ne peut être concédée à une foule de maladies qui semblent, au contraire, avoir pour cachet précisément de l'excitation en moins. Je sais que telle sera votre réponse et que telle est votre conviction, puisque vous avez admis la *médication excitative*. Tout à l'heure j'essayerai de vous dire pourquoi vous avez accepté cette médication; mais laissez-moi d'abord affirmer que les maladies ne peuvent pas se diviser en irritations et en débilités. Cela ne se peut pas, à cause de l'impossibilité de faire un tout complet avec la moitié d'un fait. Parce que la débilité forme un contraste frappant avec l'irritation, cela ne veut pas dire que ces deux états soient essentiellement distincts; ils ne sont bien en réalité que les deux termes extrêmes d'une grande modalité vitale qui constitue l'état morbide. Cela est si vrai, qu'à la longue l'irritation d'un organe peut amener sa débilité, et que celle-ci, à son tour, peut déterminer de l'irritation, variable suivant les conditions propres au sujet, suivant les différents jeux de la réaction, suivant l'ordre de sympathies propres à chaque caractère, à chaque tempérament, à chaque système, à chaque fonction...

Prenez un médicament bien expérimenté, mieux encore que ceux dont M. Trousseau a fait l'histoire, quoiqu'il ait, il faut bien le dire, sous ce rapport, un singulier mérite; étudiez bien ce médicament, et dites-moi, de bonne foi, si vous n'y trouverez pas tout ce que j'affirme ici en opposition avec les doctrines encore un peu régnantes. Ce qui fait le malheur de vos enseignements thérapeutiques, c'est votre mauvaise pathologie, ayant pour base et pour principe l'organicisme. Tous ceux qui se sont occupés de thérapeutique et de matière médicale se sont crus obligés de calquer leurs idées et leurs classifications sur celles des pathologistes. C'était précieux pour la mémoire ; c'était fatal pour la vérité. On dirait vraiment que la pathologie était chargée de créer des cases que devraient scrupuleusement remplir certaines catégories de médicaments auxquels on prête souvent beaucoup de propriétés qu'on ne se charge jamais de prouver. Il semble, en lisant vos traités sur ce sujet, que les médicaments n'ont vraiment que la sphère d'action que vous daignez leur octroyer. Mais expérimentez donc sérieusement, convenablement, et vous verrez si tous les médicaments n'exercent pas leur action à peu près sur tous les points de la machine animée. Qu'en conclure alors ? Qu'il faut leur imposer l'obligation d'être seulement irritants, antiphlogistiques, excitants ? Mais ce n'est là, en vérité, qu'une mauvaise plaisanterie ; car chaque médicament est tout cela et encore autre chose. Vous le savez bien, ou du moins vous devriez le savoir. La *vie est une ;* vous l'auriez compris si vous étiez moins organicien ; mais elle a des manifestations multiples. La *maladie aussi est une ;* mais elle a des modalités diverses. L'*action des médicaments est une aussi ;* mais chacun d'eux a son caractère propre.

Ces trois modes de l'être organisé ont pour premier caractère commun l'*unité ;* pour second, la diversité. Où la fonction normale, la maladie et le médicament prennent-ils l'unité ? Dans la source même de la vie, dans ce feu qui entretient les fonctions, et qui est l'âme pour les uns, le fluide vital pour les autres. Je n'ai pas à discuter cette thèse ici. Le second caractère commun, la diversité, repose sur la variété des organes et les sympathies qui leur sont propres.

Le problème à résoudre pour la thérapeutique était donc d'abord de savoir à qui il faut s'adresser pour rétablir l'ordre, ou, si l'on veut, l'harmonie dans l'organisme quand celle-ci a cessé d'exister par le fait de ce qu'on appelle la maladie ; ensuite, sachant à qui s'adresser, comment solliciter ou commander.

Nous venons de voir qu'il y a entre la santé, la maladie et le médicament, deux termes communs : l'*unité* et la *variété*. Cherchons auquel des deux nous pourrons sûrement nous adresser pour obtenir le résultat proposé. Si nous nous adressons au terme variété, nous tombons dans le vague, dans l'incertitude ; l'illusion prend la place du vrai ; de plus, si nous cherchons la cause du jeu de cette variété, nous trouvons qu'elle est la même que pour l'unité, c'est-à-dire le fluide vital. C'est donc à celui-ci qu'il faut s'adresser, puisque c'est lui qui entretient l'harmonie physiologique, lui qui fait les frais de la souffrance, lui encore qui pourvoit aux dépenses de la guérison, à moins qu'on n'admette qu'il y a pour la maladie une force, un fluide spécial entièrement distinct de celui qui pourvoit aux besoins de la santé. Telle n'est pas mon opinion ; je ne m'y arrête pas d'ailleurs, parce que ce serait contre ma thèse une faible objection.

J'ai déjà dit par quel mécanisme s'opère la guérison. Voici en quels termes je m'exprimais sur ce sujet dans une réponse à une critique de l'homœopathie par M. le docteur Künzli, le seul qui, jusqu'à ce jour, ait daigné parler sérieusement de cette doctrine. Je disais : « Les rapports entre les termes sont toujours les mêmes ; il y a toujours en présence maladie et force vitale, maladie et médicament ne pouvant constituer deux termes opposés, puisqu'ils agissent dans le même sens. Le médicament, en ajoutant à la maladie, détruit l'espèce d'équilibre qui semblait exister entre les deux termes du rapport, nécessite un afflux plus considérable de force vitale qui triomphe de la maladie, parce que la cause de l'aggravation (le médicament), n'ayant qu'une courte durée d'action, laisse tout l'avantage à la force vitale devenue plus considérable au point malade (1).

« Il reste donc évident que ce n'est point le médicament qui guérit, mais que c'est bien la force vitale sollicitée par le médicament, puisque celui-ci, quel qu'il soit, produit dans l'organisme des états morbides analogues à ceux qu'on y ob-

____

(1) Le *Nouveau Monde*, 11 février 1840, n° 22.

serve dans le cas de maladies dites naturelles. C'est ce dont
nos loyaux adversaires pourront s'assurer en expérimentant
les médicaments. Mais, s'il en est ainsi, que devient l'irritation substitutive? Et pourquoi avoir essayé de remplacer par
lui le mot homœopathie? Je le demande à M. le professeur
Trousseau ; car il est aujourd'hui démontré qu'il n'y a pas un
médicament qui agisse autrement que je viens de le dire.
Quand, administré au malade, il n'agit pas directement dans
le sens de la maladie, il établit, il développe un autre état morbide, et c'est alors qu'on fait de la *médication irritante transpositive.*

« Quand deux actes physiologiques ou pathologiques d'une
certaine valeur s'exercent en même temps, le plus puissant
atténue l'autre. C'est l'explication du célèbre aphorisme d'Hippocrate : *Duobus doloribus simul obortis, non in eodem loco,
vehementior obscurat alterum.* Sur ce principe a été fondée la
médication transpositive. Le problème à résoudre était celui-
ci : *Étant donnée une lésion grave, produire artificiellement,
dans un autre lieu, une lésion plus énergique et moins dange-
reuse, afin d'atténuer la première.*

« La possibilité de la transposition est subordonnée à des
circonstances qu'il est bien essentiel d'indiquer ici, circonstances relatives à la nature, au siége, à l'âge, à l'étendue de
la maladie (1). »

C'est exactement comme si, pour mieux défendre une
place, on envoyait une partie de la garnison miner elle-même
un quartier de la ville. Voilà ce qu'est la prétendue transposition, la garnison étant la force vitale, la place l'organisme,
et l'ennemi la maladie. Il semble que M. Trousseau l'ait pres-
senti, car, dans ce cas, il ne dit pas *guérir*, il dit *atténuer ;*
mais il ferme aussitôt les yeux dans la crainte de voir trop
loin.

Voilà pourtant bien, mon cher confrère, les coryphées de
l'allopathie ; vingt fois ils mettent le doigt sur une grande

(1) Trousseau, *Traité de thérapeutique et de matière médicale,* 4e édition,
p 413, vol. I.

vérité, vingt fois ils s'éloignent, tant ils ont de crainte pour leur vieil édifice en ruine. Tenez, je ne résiste pas au désir de vous en montrer encore un exemple. Prenez le cours de physiologie du professeur Bérard, et vous y lirez ceci : « Un travail corporel pénible, un exercice violent, la course prolongée, par exemple, retardent ou enrayent complétement la digestion, en appelant le sang et la force nerveuse sur le système musculaire. Deux chiens firent un même repas ; l'un d'eux fut enfermé, l'autre conduit à la chasse. On les tua à la même heure. La digestion chez le premier était complète, celle du second très-peu avancée (1). » Et savez-vous, mon cher confrère, ce qu'on a vu dans ce fait, et quelle conséquence on en tire ? Celle-ci : qu'il faut, après le repas, un exercice très-modéré. C'est tout ce qu'on a vu dans cet enseignement de la nature, où il y a une magnifique révélation.

En général, le grand défaut de toutes les matières médicales et de la meilleure de toutes, *peut-être après celle de Murray*, celle de M. Trousseau, c'est l'incohérence ou défaut d'unité. Ils n'ont pas conscience de l'unité de la vie dans la diversité de ses manifestations ; ils la scindent en sections auxquelles, bon gré, malgré, il faut que la matière médicale et la thérapeutique répondent. C'est un *consensus* de hurlements contre la simplicité, si pleine de grandeur, de l'œuvre de Dieu.

C'est ainsi qu'un mot changé, parce qu'il a été mal compris, je ne veux pas supposer que ce soit par calcul, tend à éclipser une magnifique doctrine en faisant d'e'le tout simplement une pauvre petite et tout erronée méthode. Qu'importe ? le mot a passé. Nous allons le retrouver sous la plume de M. Bouchardat. Seulement, comme la tendance secrète ou avouée était d'étouffer la chose, il fallait bien tâcher de faire disparaître le mot. On a mis à la suite du grand mot médication substitutive, entre parenthèses et en très-petites lettres, le mot homœopathique. Après tout, on a bien fait ; ces deux mots jurent tellement de se trouver en synonyme, ils sont l'un pour l'autre un si grotesque contre-sens, qu'ils feront mieux de

(1) *Cours de physiologie,* par P. Bérard, t. II.

se séparer définitivement. Mais vous allez voir que ce sont Hahnemann et *les* homœopathes qui n'ont pas compris le mot homœopathie, et qu'il fallait arriver jusqu'à MM. Trousseau et Bouchardat pour savoir à quoi s'en tenir. Aussi nous ont-ils révélé que les mots médecine homœopathique veulent dire médecine substitutive. La postérité leur devra les témoignages de gratitude que les ingrats contemporains leur refusent. La postérité reconnaîtra que Broussais, considérant Hahnemann comme un homme de génie, se trompait de nom, comme celui-ci s'était trompé sur la valeur d'un mot. « ... La plupart des belles découvertes thérapeutiques de Th. Paracelse reconnaissent pour point de départ le principe *Similia similibus curantur*. Ceci nous montre que Hahnemann et ses homœopathes n'ont point inventé ce principe ; le seul mérite que je leur reconnaisse, c'est de l'avoir travesti, de l'avoir rendu ridicule par leur posologie de millionième de grain (1). » M. Bouchardat me permettra d'abord de lui dire que jamais Hahnemann n'a prétendu avoir formulé le premier le principe *Similia similibus curantur*, il en a seulement tiré les conséquences et les applications qu'on n'y avait pas aperçues avant lui. Mais, puisque M. Bouchardat cherche à ravaler Hahnemann en faisant de l'érudition, qu'il veuille bien me permettre d'en faire aussi, et de lui rappeler que, deux mille ans avant Théophraste, Paracelse, un autre médecin qui passait dans le temps, et même encore aujourd'hui, pour un homme de génie, disait ceci : *Naturam autem et vim in se quisque habet, et nullus est qui remedium aut auxilium respuat, et plerique ab iisdem a quibus oriuntur, sanantur* (2). Ailleurs il dit encore : *Alio modo per similia morbus oritur, et per similia oblata ex morbis sanantur* (3). M. Bouchardat peut voir qu'à part les termes, qui ne sont pas tout à fait identiques, le fond de l'idée est le même. Ainsi trois hommes

---

(1) Bouchardat, *Nouveau formulaire magistral*, 4e édit., p. 384.

(2) Hippocrate. *De Morbo sacro*, sect. III, p. 310, édit. de Genève de Sam. Choriel, 1662.

(3) Id. *De Locis in homine*, sect. IV. p 421.

de génie saisissent la nature sur un même fait, ils surpren-
nent sa manière de faire, ils la proclament avec une autorité
d'autant plus puissante qu'ils l'appuient sur un plus grand
nombre de faits et d'observations consciencieuses. Ils sont
donc trois génies à soutenir le mot homœopathie; vous n'êtes,
messieurs, encore que deux à soutenir le mot substitution, et
à prétendre qu'il veut dire la même chose.

Ainsi, mon cher confrère, il est clair pour vous, qui ne
voulez voir que la vérité, que les homœopathes sont aussi
dans la tradition, ce que vous pourrez dire, avec votre habi-
tude d'esprit, à ceux qui pourraient être tentés d'affirmer que
nous sommes hors de la tradition; on pourrait, au besoin,
leur en fournir encore d'autres preuves. Vous voyez combien
le préjugé a de ténacité! Ce n'est pas sans raison que Fonte-
nelle a dit : « Ne croyons pas que le vrai soit victorieux dès
qu'il se montre; il l'est à la fin, mais il lui faut du temps pour
soumettre les esprits. »

Ainsi, vous le voyez, on veut absolument critiquer ce qu'on
ne comprend pas, et ce qu'on ne veut ni comprendre ni expé-
rimenter. On se contente de l'autorité de sa toge, et on affirme ou on nie résolûment; la toge dispense de prouver.
L'auditoire, d'ailleurs, n'a-t-il pas été donné au professeur
pour écouter et croire? Encore une preuve qu'on ne comprend pas. J'ai entendu un honorable professeur particulier,
que j'estime beaucoup, affirmer de la meilleure foi du monde
que l'homœopathie reposait sur deux principes, l'analogie entre les symptômes du médicament et ceux de la maladie d'une
part, et les doses infinitésimales de l'autre. Il croyait que
l'atténuation des doses était un principe, et pour lui, bien certainement, celui qui, tenant compte du principe de similitude,
n'aurait pas administré des doses infinitésimales, impondéra-
bles, n'aurait pas fait de l'homœopathie. Cela prouve que,
pour quelques-uns, l'homœopathie n'est pas tout entière dans
le principe de la similitude d'action entre la maladie et le médicament. Ils n'ont pas vu, ou n'ont pas voulu voir, que l'atténuation n'est précisément qu'une conséquence du principe de
similitude, et que plus l'analogie entre les symptômes du mé-

dicament et ceux de la maladie est précise, frappante, moins
aussi la dose doit être considérable. C'est ce qui m'a fait plus
d'une fois douter qu'en donnant de fortes doses fréquemment
répétées on fît précisément de l'homœopathie.

Ainsi, vous le voyez, mon cher confrère, j'ai beau cher-
cher partout, dans le passé comme dans le présent, je ne
trouve qu'un seul homme qui ait essayé de critiquer l'homœopathie avec bonne foi, c'est le docteur Künzli, dans le journal
le *Nouveau Monde*, en 1840. Partout ailleurs je ne vois que
dédain, sarcasme, ignorance, mauvaise foi.

Je devais au professeur Trousseau un chapitre tout spécial,
car je sais qu'il n'est pas si ennemi de l'homœopathie que sa
gracieuse suffisance voudrait bien parfois le faire croire.
Soyez sûr qu'au besoin même il en ferait discrètement sous
le manteau de la cheminée. Mais que voulez-vous? c'est un
homme engagé; il se doit à sa substitution, il se doit à sa toge,
il se doit, comme tous ceux de son rang et de sa dignité, il se
doit à son infaillibilité. Mais laissez faire : la mort, qui ne doit
rien à l'orgueil corporatif du vivant, nous montrera quelque
jour le testament du savant professeur confessant l'homœopathie. Nous avons en lui un homme trop studieux et trop
ami du vrai pour s'en tenir à une paresseuse, ou bien à une
obstinée négation.

Quant à la foule, laissons-la faire, le soleil marche malgré
ses cris. Ni la calomnie, ni les injures ne peuvent l'obscurcir.
Et on peut appliquer ici, à propos de l'homœopathie, ce que
Châteaubriand a dit d'une manière plus générale : « On ne
fait pas reculer les générations qui s'avancent en leur jetant
à la tête des débris de tombeaux. »

Dr LEBOUCHER.

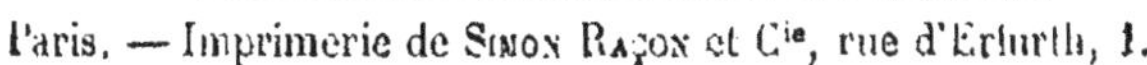

Paris. — Imprimerie de SIMON RAÇON et Cie, rue d'Erfurth, 1.